LES

SOURCES MINÉRALES DE TIFLIS

PAR

Le Dr AWET. BABAÏEFF

(Babaïan)

PARIS

SOCIÉTÉ D'ÉDITIONS SCIENTIFIQUES

4, RUE ANTOINE-DUBOIS, 4

1899

LES

SOURCES MINÉRALES DE TIFLIS

Par le Docteur AWET. BABAÏEFF

Babaian.

Au commencement de l'année passée, dans une conférence à la Société Impériale Médicale de Caucase, j'eus l'honneur d'attirer l'attention des médecins et du public sur l'opportunité de créer à Tiflis une station thermale.

Dans le courant de cette même année, la question étant revenue sur le tapis au Congrès des Balnéologues et des Climatologues Russes tenu à Saint-Pétersbourg, il fut décidé en principe de faire de Tiflis non seulement une station thermale, mais aussi une station climatique hivernale (1);

Le *Journal de médecine militaire de Saint-Pétersbourg* a reproduit in extenso les paroles que j'ai prononcées à cette occasion.

Je me permets aujourd'hui de résumer mon travail pour les lecteurs de votre revue avec l'espoir qu'il pourra les intéresser d'autant plus qu'il est sérieusement question à Tiflis de créer une société par actions pour l'exploitation des eaux dont je vais vous parler.

Depuis les temps les plus reculés et encore de nos jours

(1) Les ouvrages publiés jusqu'ici sur les eaux de Tiflis, ayant été édités en russe, nous ne croyons pas utile d'y renvoyer le lecteur.

les eaux minérales de Tiflis ne sont employées que pour
les bains asiatiques dans un simple but de propreté, alors
qu'elles ont une action thérapeutique très remarquable que
leurs propriétaires ont absolument négligée.

Mais maintenant que Tiflis a son aqueduc et que beau-
coup de maisons dans les quartiers riches sont pourvues
de salles de bains, les eaux minérales situées dans un fau-
bourg loin de la ville souffrent de cette concurrence et
verront leur clientèle diminuer encore si on laisse les cho-
ses dans l'état actuel.

Il faut donc exploiter les eaux minérales dans un but
thérapeutique ou renoncer à tirer parti de cette richesse
naturelle.

Propriétés physiques et chimiques des eaux.

Les propriétés physiques de toutes ces sources minérales
sont presque identiques ; elles ne diffèrent entre elles que
par leur température et leur degré de minéralisation.

Si elle est puisée dans les réservoirs souterrains, l'eau
est incolore et aussi limpide que du cristal.

Même quand elle est soumise à l'influence de l'air pendant un temps assez long, elle ne devient pas trouble et ne
dépose pas.

Si on met dans un verre une certaine quantité de cette
eau prise dans les bassins extérieurs, on distingue à l'œil
nu des parcelles flottantes qui lui donnent une faible opa-
cité ; ces parcelles, que des observateurs inexpérimentés
prennent pour des impuretés, ne sont pas autre chose que
de la barégine (sulfurine, glairine).

Cette eau, quand elle est fraîche, a une très légère odeur
de résine, mais si elle reste longtemps exposée à l'air, elle
dégage une odeur de gaz sulfhydrique et ce gaz forme des
bulles sur les parois du verre. Mise en bouteille et bien
bouchée, elle ne subit pendant des mois aucune altéra-

tion. La saveur en est légèrement sulfuro-alcaline. Son poids spécifique, déterminé par le chimiste Otten en 1880, est de 1,0022 et, chose très remarquable, ce poids est exactement le même que celui qui a été donné par le célèbre physicien et voyageur Von Parrot en 1829.

Dans les établissements de bains règne toujours une odeur de gaz sulfhydrique et les objets d'or et d'argent qu'on y laisse perdent leur éclat et noircissent.

La température des diverses sources est très différente, mais dans une même source l'eau garde une température constante. Le célèbre géologue Caucasien Von Abich a constaté, en 1868, l'existence de 31 sources, aujourd'hui leur nombre est à peu près le même, leur température varie entre 31°8 centigrades et 47. Sur la rive droite de la rivière Koura existent 18 sources dont la température est au-dessus de 34°. Toujours, d'après Abich, une communication souterraine doit exister entre ces diverses sources qui jaillissent directement des rochers, parce que leur composition chimique, à part quelques différences, est presque identique.

Dans les salles de bains, la température est un peu plus basse proportionnellement à la longueur de la canalisation.

Si on place un entonnoir renversé au-dessus d'une de ces sources on peut mettre le feu au gaz qui s'en échappe par le bout en donnant une flamme d'un bleu jaunâtre.

D'après les analyses d'Abich Otten et autres, ce gaz est de l'hydrogène carboné sans aucun mélange de gaz sulfhydrique et d'acide carbonique à l'état libre.

II. — Analyses des Eaux de Tiflis.

L'analyse ci-jointe indique clairement les propriétés chimiques des principales sources.

10 litres d'eau minérale contiennent en grammes :	SOURCES DE LA RIVE GAUCHE.		SOURCES DE LA RIVE DROITE	
	Goguillo	Ichitakhoff	Mirsoieff	Béboutoff
		ANALYSE		
	DE STARMANN	DE STROUVÉ	D'OTTEN	
Chlorure de sodium Na CL....	2,959	1,212	0,873	0,874
» de potassium KCL...	0,105	0,037	0,030	0,037
» de magnésium $MgCL^2$	0,025		—	—
» de calcium $CaCL^2$...	0,037	—	—	—
Bromure de sodium Na Br....	0,007	traces	trac.	—
Iodure de sodium NaJ........	0,008	0,002	0,002	0,002
Sulfate de sodium $Na_2 SO_4$	—	0,0776	0,329	0,326
Hyposulfite de sod. $NO_2 S_2 O_2$ ..	0,079	0,154	—	0,072
Sulfate de magnésium $MgSO_4$.	—	0,030	—	—
Sulfate de calcium $Ca SO_4$	0,148	1,023	0,077	0,083
Sulfure de sodium $Na_2 S$......	0,245	0,758	0,184	0,100
» de fer FeS...........	0,021	—	0,025	0,003
» d'ammonium $(N4_2 S$..	0,004	traces	0,025	0,025
Carbonate de calcium $CaCO_3$ ..	1,30	0,043	—	—
» de sodium $Na_2 CO_3$.	—	—	0,242	0,247
Acide silicique $S_1 O_2$	2,93	0,0229	0,277	0.976
Gaz sulfhydrique $H_2 S$........	0,040	0,057	—	—
Matières organiques.........	2,95	0,418	0,300	0,295
	11,032	4,164	2,740	2,725
La température.............	32°5 C	27° C	47° C	45°6 C
Résidu sec total.............	11,033	4,231	2,720	2.715

Remarque. — La barégine ne se trouve que dans les sources de la rive droite.

En résumé :

1° Les eaux minérales de Tiflis appartiennent à la classe des eaux sulfuro-alcalines.

2° Quoique les eaux de Tiflis ne contiennent pas de gaz sulfhydrique à l'état libre, dans la source même ce gaz se forme par la décomposition des hyposulfites qu'elles contiennent au contact de l'air.

3° Les sources de Tiflis se distinguent par l'absence totale d'acide carbonique et d'oxyde de calcium.

4° Quand on compare les analyses chimiques des principales sources de Tiflis, on voit que celles de la rive gauche de la rivière Koura contiennent quatre fois plus de sels minéraux que celles de la rive droite. Par contre, les sources les plus chaudes se trouvent sur la rive gauche.

Nos sources présentent donc des différences notables de température et de minéralisation selon qu'elles sont situées sur l'une ou l'autre rive de la Koura.

5° Comparées aux sources minérales du reste de l'Europe les sources situées sur la rive droite de la Koura qui portent à Tiflis les noms de Mirsoieff et Béboutoff sont analogues aux eaux de Cauterets et de Barèges avec des quantités infimes d'iodure en plus.

Au contraire les sources de la rive gauche appelées Tchitakoff et Goguilo ressemblent davantage aux sources d'Aix-les-Bains et de Baden.

Von Abich a mesuré le débit de 20 sources seulement sur les 31 dont il avait constaté l'existence.

Comme au temps d'Abich, le débit total de ces 20 sources est actuellement de :

Litres 970 par minute.

Litres 58,200 par heure.

Litres 1,396,900 par 24 heures.

Ces chiffres permettent de classer les sources minérales de Tiflis parmi les plus riches de l'Europe entre celles de Aix-la-Chapelle et celles de Marienbad.

Sur ces 1,396,900 litres les 3/4 soit : litres 1,050,000 environ, vont aux bains et 1/4, soit : litres 346,000, se perd.

Les bains ne travaillant pas pendant la nuit la quantité d'eau réellement utilisée par 24 heures est de 700,000 litres, tandis que 350,000 litres s'écoulent sans aucune utilité.

Si on suivait les conseils de feu Abich, on pourrait réunir dans des bassins construits à cet effet ces 350,000 litres et en y ajoutant les 346,000 litres dont nous avons parlé plus haut et qui ne vont pas aux bains, on aurait un total d'eau minérale disponible de litres 696,000. Il faut y ajouter encore par 24 heures, 20 % du débit total, soit 280,000 litres, produit des sources situées sur la rive gauche de la Koura dont Abich n'a pas mesuré le débit.

On aurait ainsi un total disponible de litres 980,000 environ.

En tenant compte de tout ce qui précède, on peut donc dire que, sans autres recherches, la quantité d'eau minérale dont Tiflis peut disposer dans un but thérapeutique est à peu près égale à celle qui sert actuellement aux bains Asiatiques qu'on peut laisser subsister.

Cette quantité disponible suffirait pour donner des bains à plus de 2.000 malades par jour, autant qu'on peut le calculer approximativement.

III. Indications thérapeutiques.

Voici maintenant quelques indications sur la valeur thérapeutique de ces eaux et sur leur efficacité, d'après mes observations personnelles, Méran, etc.

Les sources de 38 à 46 degrés sont à recommander :

Pour toutes les formes de rhumatisme chronique, goutte et arthritisme.

Les sources de 38 à 42 degrés :

Pour la scrofule, la syphilis, les ulcères chroniques de la peau, le pytiriasis, l'eczéma chronique, les éruptions scrofuleuses, la pleurésie et la pelvi-péritonite chronique (paramétrites).

Les sources de 35 à 38 degrés ;

Pour les paralysies chroniques cérébrales stationnaires, les paralysies périphériques, toxiques et les névralgies diverses.

Les sources de 31 à 35 degrés ;

Pour les maladies du système nerveux, telles que l'hys-

térie, la neurasthénie, le tabès dorsal, la paralysie spas-
modique.

Enfin, prises comme boisson, toutes ces eaux ont aussi
une heureuse influence dans les maladies de la vessie, du
foie, et dans les cas d'hémorrhoïdes.

IV. Climatologie de Tiflis.

A cause de sa situation même et de son climat on peut
faire de Tiflis une station thermale permanente.

En effet, Tiflis est située au 41,43 de latitude et au 44,47
de longitude, à une altitude de 400 à 468 mètres. Elle
sa trouve donc dans les mêmes conditions climatiques
que Montreux, Méran, etc.

La température moyenne annuelle de Tiflis est de 12,7
centigrades.

D'après les constatations de l'Observatoire météorolo-
gique de cette ville, on peut dire que le beau temps y règne
pendant plus des 2/3 de l'année. Les variations de température dans les 24 heures y sont les mêmes que dans les pays
de montagne. Le vent prédominant est celui du nord-
ouest qui souffle surtout à la fin de février et pendant le
mois de mars. Les mois les plus chauds sont ceux de :

Juin, moyenne : 21°9.

Juillet : 24°5.

Août : 24°3.

Cette température est très convenable, surtout pour les
arthritiques, les rhumatisants et les syphilitiques.

La ville de Tiflis est bâtie en amphithéâtre, entourée
complètement de montagnes qui ne s'ouvrent qu'en deux
points pour laisser un passage à a Koura à son entrée et
à sa sortie dans la ville. Tiflis compte actuellement 160,000
habitants. Elle se compose de deux parties, la ville Asiatique et la ville Européenne. Cette dernière possède au-

jourd'hui tout le confortable d'une ville capitale. Elle a des tramways, de bons hôtels, de beaux jardins ; il est question de l'éclairer à l'électricité et de la faire communiquer par un tunnel avec la partie Asiatique où sont les sources minérales.

Si on parvient à créer à Tiflis une station thermale permanente, elle aura une importance exceptionnelle par le fait même qu'elle sera la seule et unique de ce genre en Russie.

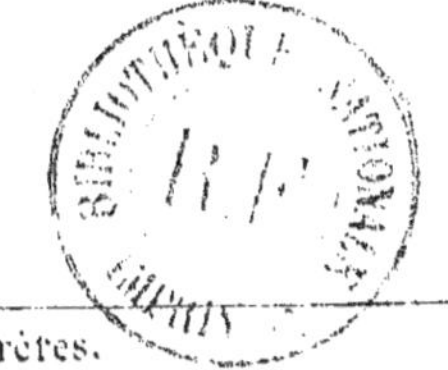

A LA MÊME LIBRAIRIE

Rodet (Paul). — **Le morphinisme et la morphinomanie** (*Ouvrage couronné par l'Académie. — Prix Falret*), 1 vol. in-18, 400 pages. Paris, F. Alcan, 1897. .... 4 fr.

Constantin Paul et Paul Rodet. — **Des Eaux de table**, in-18, 300 pages, 1892 .... 5 fr.

Constantin Paul et Paul Rodet. — **Traitement hydrothérapique thermal et climatique de la scrofule et du lymphatisme**, in-18. (Bibliothèque Charcot-Debove.) .... 3 fr. 50

Rodet (Paul). — **Traitement hydrologique du diabète sucré** (*Ouvrage couronné par l'Académie. — Prix Capuron*), in-8° .... 3 fr.

Rodet (Paul). — **Traité de la goutte**, par Dyce Duckworth, traduction française, in-8°, 500 pages .... 10 fr.

Rodet (Paul). — **Traité des maladies du foie**, par G. Harley, in-8°, traduction française, 300 pages .... 16 fr.

Rodet (Paul) — **Hydrologie historique.** — Les médecins a Pougues aux XVe, XVIe et XVIIe siècles avec des notes biographiques et des fac-simile de leurs œuvres, tirages sur papier de Hollande et sur papier du Japon, in-8°, 150 pages (*Ouvrage récompensé par l'Académie de médecine*), 2 vol. chaque .... 5 fr.

Rodet (Paul). — **Des climats et des stations climatiques**, par le Dr Hermann-Weber, médecin des hôpitaux de Londres, traduction française .... 5 fr.

Rodet (Paul). — **Manuel de thérapeutique**, in-8°, 700 pages ... 7 fr. 50

Rodet (Paul). — **Bactériologie des Eaux minérales**, in-8° (*Ouvrage récompensé par l'Académie de Médecine. Médaille d'Or*) .... 3 fr.

Lavielle. — **Les stations de boues minérales d'Europe** (*Mémoire récompensé par l'Académie*) .... 5 fr.

Lavielle. — **Les stations d'eaux chlorurées sodiques d'Europe et d'Algérie**, in-8°, 240 pages (*Récompensé par l'Académie*) .... 5 fr.

Bourgarel. — **De l'emploi des eaux sulfurées dans les maladies des voies respiratoires, au point de vue des contre-indications** (*Récompensé par l'Académie de médecine. Médaille d'Or*). In-8°, 40 pages. Paris, 1892 .... 3 fr.

Elevy. — **Recherches sur les phénomènes électriques des bains en général et en particulier des bains d'eau chlorurée sodique forte de Briscous-Biarritz** (*Mémoire récompensé par l'Académie de médecine*).

Matton. — **Etude sur Maizières** (*Rapport adressé à l'Académie à la suite de sa mission*). In-8° .... 2 fr.

Chauvet. — **Du traitement du diabète par les Eaux de Royat** (*Récompensé par l'Académie de médecine*) .... 2 fr.

Chauvet. — **Traitement de la goutte à Royat** (*Récompensé par l'Académie. Médaille d'Argent*) .... 1 fr.

Francken (W.). — **Menton médical et pittoresque**, in-18, cart. 2 fr. 50

Bouyer. — **Traitement des surdités catarrhales à Cauterets** (*Récompensé par l'Académie. Médaille d'Or*). In-8° .... 1 fr.

Gresset. — **Des eaux minérales de Miers** (*Carlsbad français*), leurs indications et leurs contre-indications .... 3 fr.

Félix (Jules). — **Importance de l'hydrologie médicale, des bases et de la méthode de son enseignement**, *leçon d'ouverture faite à l'Université nouvelle de Bruxelles* .... 1 fr.
— Importance de l'étude des climats et des milieux en médecine pratique .... 1 fr.

Belugou. — **Tabes et eaux minérales** (*Récompensé par l'Académie*) 3 fr.

Chiaïs. — **De l'action intime des eaux d'Evian** .... 1 fr.

Dresch. — **De l'emploi des eaux sulfureuses dans le traitement normal de la syphilis** (*Récompensé par l'Académie*) .... 2 fr.

Dresch. — **Aperçu synthétique sur la station d'Ax** .... 1 fr.

9 782329 390888